AF349880

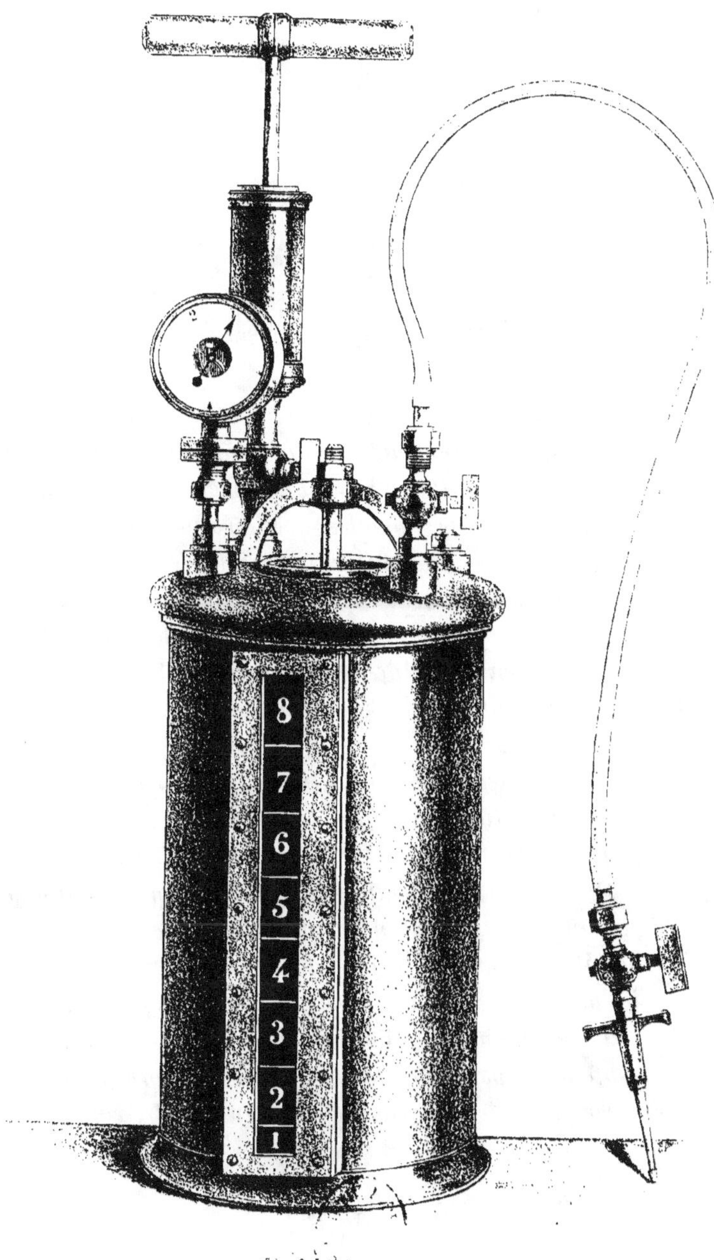

MONSIEUR ET HONORÉ CONFRÈRE,

J'ai souvent constaté que la pratique des embaumements peut offrir des difficultés, et l'expérience m'a démontré qu'elle est susceptible de notables améliorations. Comme d'ailleurs il me paraît moralement impossible de s'occuper en même temps d'embaumement et de pratique médicale, j'ai renoncé aux avantages que j'aurais pu retirer de ma double qualité de docteur en médecine et de pharmacien, pour me consacrer exclusivement à la conservation des corps.

Préoccupé depuis plus de 10 ans de perfectionner l'art à l'étude duquel je me suis attaché, j'ai apporté à ma pratique des modifications qui, dans leur ensemble, transforment complètement les opérations et en assurent le succès.

Ce sont ces modifications que j'ai consignées dans la notice ci-jointe, en y ajoutant la description de mes nouveaux appareils; il vous sera facile d'apprécier par vous-même, en lisant les pages qui suivent, l'importance qu'elles peuvent avoir.

Je pense, en effet, Monsieur et honoré confrère, que vous ne confondrez pas cette brochure avec les prospectus que vous recevez, et que vous voudrez bien en prendre connaissance.

Daignez agréer, etc.

GANNAL,

Docteur en médecine.

Pharmacien de 1re classe.

En dehors des connaissances anatomo-physiologiques indispensables dans la pratique des embaumements, il y a quelques notions spéciales à cet art ; il est nécessaire, par exemple, de connaître tous les phénomènes qui accompagnent la décomposition putride, ainsi que les diverses modifications qu'elle apporte à l'état des corps. Il est également nécessaire de ne pas ignorer l'influence des agents antiseptiques, variable suivant ces divers états.

Les phénomènes de putréfaction tels que nous pouvons les étudier dans les amphithéâtres et dans les laboratoires, n'ont que peu d'analogie avec ceux que l'on rencontre en ville.

Dans les amphithéâtres ces effets sont presque constamment les mêmes, quels que soient le sujet, la maladie et l'époque de l'année ; ils varient seulement d'intensité et de rapidité dans leur développement.

Cela dépend alors de ce que les cadavres, immédiatement après la mort, sont placés dans des conditions favorables à la conservation.

Dans la pratique des embaumements il n'en est pas

de même. Ces opérations ne peuvent avoir lieu que vingt-quatre heures après la déclaration du décès, et quand on y procède les corps sont le plus souvent déjà dans un état de décomposition avancé. Cet état varie de forme et d'intensité suivant la maladie à la suite de laquelle la mort est survenue, et aussi suivant l'époque de l'année, et la température de la pièce où le corps est resté.

La décomposition a pour premier effet le développement de gaz qui, mêlés à du sang déjà transformé, remplissent les gros troncs veineux. Dans un état plus avancé encore, ces gaz sont répandus dans tout le réseau vasculaire et dans le tissu cellulaire; des taches livides marbrent la peau dans les parties les plus déclives et s'étendent rapidement de proche en proche.

Si dans de telles conditions on procède à une injection artérielle sans précautions spéciales, il arrive souvent qu'un cadavre qui était décoloré au commencement de l'opération, se couvre bientôt de taches bleuâtres ou noirâtres qui font supposer que la décomposition continue et que l'injection n'a pas produit l'effet que l'on en attendait.

Ces marbrures sont produites par du sang mélangé de gaz, refoulé par l'injection dans les capillaires et qui ne peut que difficilement refluer dans les gros troncs veineux pleins aussi de gaz et de sang. C'est surtout à la face que cet effet se produit, parce que le réseau capillaire y est riche et superficiel.

De plus, quand on fait une injection, si les gaz sont abondants, ou s'il reste beaucoup de sang dans les vaisseaux comme dans les cas de mort subite, la colonne de gaz ou de liquide s'oppose à la marche de l'injection et oblige l'opérateur à de grands efforts pour faire pénétrer le liquide conservateur. Dans ces cas, pour peu que les poumons ou d'autres organes aient été le siége de lésions capables de diminuer la résistance des tissus ou que la putréfaction soit très-avancée, il se fait des ruptures qui occasionnent une perte considérable de liquide et rendent l'injection sinon complètement inefficace, du moins très-imparfaite.

D'un autre côté nous avons souvent observé dans les embaumements, que si quelques heures avant la mort il avait été appliqué des vésicatoires sur la poitrine ou sur les jambes de la personne décédée, le liquide injecté suintait à la surface de la peau dénudée. Ce fait démontre le passage du liquide jusque dans les rameaux les plus ténus de l'arbre artériel. Les petites artérioles qui se trouvent dans les papilles de la peau étant pénétrées par l'injection, il est évident que le liquide passe dans les petites veinules qui sont la continuation des artérioles et le commencement de l'appareil veineux.

Ce que je dis là n'est plus aujourd'hui une hypothèse pour les médecins. En effet, les anatomistes, dans le but de chasser tout le sang contenu dans les pièces qu'ils préparent, font quelquefois des injections d'eau pure ou d'eau acidulée, soit dans les artères, soit dans les veines; et lorsqu'ils veulent étudier en certains points la circulation veineuse, ils font des injections partielles de graisses colorées par les troncs artériels, et dans ces cas la substance injectée passe dans les veines après avoir traversé le réseau des capillaires.

De ce fait très-anciennement connu, de comanunication des systèmes artériel et veineux, il n'est jamais venu à personne avant moi l'idée de tirer des conséquences pratiques relativement à l'art des embaumements.

Après une série d'expériences je suis arrivé à ce résultat : qu'en ouvrant les veines et poussant le liquide conservateur par les artères, la conservation des corps est beaucoup plus complète ; *1° parce que les gaz et les liquides contenus dans les veines ne font plus de contre-pression et ne s'opposent plus à la pénétration du liquide injecté ; 2° parce que l'injection remplit tout le réseau sanguin (artères et veines) ; 3° enfin, parce que de cette manière on obtient l'évacuation des gaz et celle du sang, élément liquide éminemment putrescible et déjà en voie de décomposition, pour y substituer le liquide conservateur.*

Pour appliquer ce nouveau mode d'injection, j'ai dû modifier et mon mode opératoire et mes appareils d'injection.

Voici comment je procède : je fais au col une incision dans la direction des fibres du muscle sterno-cleido-mastoïdien. Je ne me contente plus, comme je le faisais autrefois, de chercher par cette ouverture l'artère carotide, je dissèque en outre et mets à nu la veine jugulaire et j'y pratique une ouverture qui intéresse la moitié de son calibre, puis je place tant dans le bout supérieur que dans le bout inférieur, une canule sur laquelle je lie la veine. Je cherche ensuite la veine jugulaire du côté opposé sur laquelle j'opère de même.

Je fixe à l'extrémité des quatre canules correspondantes aux veines, des tuyaux en caoutchouc munis dans leur partie moyenne de petits tubes de verre. Ces quatre conduits viennent s'aboucher au moyen d'un ajutage dans un tuyau unique plongeant dans un baquet ou dans un sceau placé sous ma table.

Cette opération préliminaire terminée, je pratique une incision à l'une des artères carotides, et après avoir lié le bout supérieur, j'introduis dans le bout inférieur, dirigé vers le cœur, une canule droite sur laquelle l'artère est fixée par une ligature et par laquelle je fais pénétrer l'injection.

J'observe alors au moyen des petits tubes de verre indiqués plus haut : 1° que par les bouts supérieurs et inférieurs des veines jugulaires, il s'écoule d'abord du sang mêlé de caillots et de bulles gazeuses ; 2° qu'il vient ensuite du sang coloré en brun, par suite de son mélange avec mon liquide ; 3° enfin, qu'après le sang mélangé de liquide, il s'écoule une quantité de liquide pur proportionnée à celle que l'on continue à injecter.

Lorsque le liquide injecté revient pur, je fais la ligature des portions veineuses correspondantes.

Quand j'opère sur le cadavre d'une personne morte subitement, je fais passer d'abord une partie de l'injection par le bout supérieur des artères carotides pour faire dégorger d'une manière plus complète les vaisseaux de la tête.

Pour faire l'injection dans de semblables conditions, pour pouvoir l'arrêter à volonté dans telle ou telle direction, et enfin pour être à même d'augmenter ou de diminuer la pression qui accélère ou ralentit l'injection, j'ai besoin d'un appareil à marche régulière, constante et dans lequel la pression exercée soit facile à mesurer.

Afin d'atteindre ce but, je m'étais d'abord procuré chez M. Mathieu un appareil dans lequel le liquide est chassé par de l'air comprimé ; c'est un vase en cuivre, hermétiquement clos et muni seulement de deux ouvertures destinées, l'une à une pompe foulante, l'autre au tube plongeur par lequel doit s'écouler le liquide à injecter. Cet appareil est défectueux à beaucoup d'égards et je signale ici ses trois vices principaux : 1° sa fermeture hermétique et fixe ne permet pas de le nettoyer, ni même de voir s'il y a un dépôt à l'intérieur, ce qui ne manque pas d'arriver avec les liquides salins acides dont on se sert pour les embaumements ; 2° on ne peut savoir quelle pression on exerce pour faire pénétrer l'injection, ce fait a cependant une importance capitale ; 3° il n'est pas possible, à moins de dévisser une des pièces mobiles et de plonger une tige dans l'appareil, de connaître la quantité de liquide qui a été employée.

Les appareils analogues que l'on utilise pour les injections fines dans la préparation des pièces anatomiques, ont les mêmes inconvénients.

J'ai donc été conduit à inventer un appareil avec lequel il me fût possible de régler aisément la marche de l'injection et l'effort nécessaire pour la produire.

Cet appareil consiste en un récipient muni à sa partie supérieure d'un trou-d'homme destiné à en permettre facilement le nettoyage. La fermeture autoclave de cette ouverture a l'avantage d'être d'autant plus hermétique, que la pression intérieure est plus forte. Le vase lui-même est muni d'une plaque de cristal graduée par litre, au travers de laquelle on peut suivre le départ du liquide.

A la partie supérieure sont ménagées trois ouvertures destinées, l'une au tube plongeur par lequel s'écoule le liquide, l'autre à un manomètre destiné à indiquer la pression exercée, et enfin la troisième à une pompe foulante.

Au moyen de ces dispositions je puis, avec la plus grande facilité, suivre et régler la marche de l'injection, augmenter ou diminuer l'effort sous lequel elle se fait, et enfin l'arrêter en temps utile.

Je n'entrerai pas dans plus de détails relativement au mécanisme de mon nouvel appareil; ceux que je viens de donner et le dessin placé en tête de cette notice sont, je crois, bien suffisants pour en faire saisir le mécanisme.

Mais je dois insister sur les avantages qui résultent de son emploi et de l'application des conduits qui servent à l'évacuation des gaz et des liquides contenus dans les veines.

Par une pression graduée, je puis faire les injections

les plus difficiles sans être exposé à rompre les vaisseaux ou les organes altérés soit par la maladie, soit par la décomposition. En chassant par les veines le sang décomposé et les gaz qui remplissent le réseau vasculaire, j'arrive à empêcher ces colorations dont j'ai signalé les inconvénients, j'obtiens même la décoloration des tissus déjà marbrés ; enfin il est évident qu'en agissant ainsi mon injection est plus complète, le résultat immédiat est plus satisfaisant et la conservation du corps est plus parfaite.

Je fais usage dans mes embaumements d'une table spéciale, dont ceux de mes confrères qui m'ont vu opérer ont pu apprécier l'utilité. Il n'est pas possible en effet de procéder à un embaumement sur un lit, d'abord parce que l'on ne peut pas suivre aisément la marche de l'injection, ensuite parce que la rupture de vastes phlyctènes qui accompagnent toujours la décomposition, l'évacuation sous l'effort de l'injection des matières contenues dans les organes, l'épanchement de liquides sanguinolents qui s'écoulent par la plaie faite pour l'opération, forment en se répandant dans les vêtements et sur le lit un foyer d'infection qui n'est pas sans danger.

Il ne me paraît guère plus praticable de réclamer pour faire de semblables opérations, une table de salle à manger, la seule possible, sur laquelle toutes ces matières s'écouleront pour venir ensuite tomber sur les tapis ou sur les parquets.

Lorsque la maladie à laquelle a succombé une personne n'a pas présenté des caractères assez certains pour être diagnostiquée d'une manière absolue, ou a été accompagnée de complications ou d'accidents dont les causes sont restées inexpliquées, l'autopsie est souvent réclamée par la famille ou sollicitée par les médecins. Mais c'est surtout quand il est à craindre que la mort ait été causée par une maladie transmissible par hérédité que ces opérations sont nécessaires ; et dans ces cas ce sont le plus souvent les médecins qui les demandent.

Dans de semblables circonstances, nous ne saurions trop engager nos confrères à ne jamais laisser faire une injection conservatrice avant l'autopsie.

Les embaumeurs inexpérimentés, peu au courant des choses de médecine, répugnent énormément à procéder à leurs prétendus embaumements après une autopsie.

La multiplicité des injections à faire, la difficulté et quelques dangers de la recherche des vaisseaux à injecter, les pertes énormes de liquide si les ligatures n'ont pas été faites convenablement et partout : on peut éviter tout cela en faisant l'injection avant, c'est vrai ; mais une fois le corps injecté, quel que soit le liquide employé, il n'est plus possible de déterminer avec certitude l'état pathologique d'après l'examen des organes. La couleur et la texture changent, les tissus deviennent raides, et par une endosmose facilitée par l'effort qui fait pénétrer l'injection, des liquides mélangés de sang s'épanchent dans les cavités closes aussi bien que dans les bronches et le tube digestif ; des taches, des marbrures maculent tous les organes et viennent masquer plus ou moins les désorganisations qui sont propres à la maladie.

C'est une observation qu'il suffit de consigner ici pour que l'importance en soit appréciée.

L'embaumement est très-difficile après l'autopsie, mais j'ai eu si souvent occasion de le pratiquer dans ces circonstances, que j'ai dû me précautionner d'un outillage spécial afin de faire moi-même les autopsies sous la direction des médecins lorsqu'ils le désirent.

La table qui me sert pour les embaumements est très-utile dans ces cas.

Je ne veux pas entrer dans le détail du reste de mon outillage, je suis arrivé par la pratique à le rendre très-complet et très-commode. Cela me permet de faire mes embaumements sans avoir besoin de demander aux familles, comme on le fait souvent, une foule d'objets qu'elles n'ont pas ou qu'elles répugnent à donner pour ces opérations.

Voilà la première partie de l'opération terminée, les premières difficultés sont vaincues : il reste maintenant à assurer la conservation du corps après l'inhumation. J'ai toujours attaché une très-grande importance aux résultats des exhumations ; aussi ai-je tâtonné longtemps avant d'arriver à des moyens certains.

Mais dans cette 2ᵉ partie, mon procédé est resté ce qu'était celui de mon père, par la raison que j'ai toujours reconnu, comme lui, que si les liquides salins injectés empêchent la destruction des corps par décomposition putride, ils n'empêchent pas leur désorganisa

tion lente par développement de bissus (moisissure).
J'ai donc, comme il l'avait fait, continué d'arroser les
corps d'essences grasses (cannelle et girofle), et je les
enveloppe de bandelettes de flanelle pour assurer le
contact plus intime de ces essences.

J'ai consigné ici, avec tous les détails que comportait la brièveté de cette notice, les résultats d'une
étude commencée, il y a plus de 30 ans, par mon père
et continuée par moi.

Voici les conclusions que j'en tire :

Pour pouvoir faire des embaumements, il faut :
1° avoir un liquide conservateur, savoir le préparer,
le titrer et le doser ; 2° connaître l'anatomie, parce
que, indépendamment des injections ordinaires, on
peut être appelé à faire des autopsies devant des médecins, et qu'en tous cas il faut savoir réparer les désordres résultant de ces autopsies et faire des injections partielles ; 3° savoir l'anatomie pathologique et
la pathologie, parce que, dans certains cas, de la maladie et de l'état des organes dépendra la réussite de
l'opération ; 4° connaître tous les phénomènes de la
décomposition putride, ses effets et l'action des agents
conservateurs suivant ses différents degrés. C'est par
les exhumations que l'on connaît les effets des liquides
injectés, et, en pareille question, il faut compter par
dizaines d'années, et non par jours ou par mois ;
5° enfin, avoir un outillage bien combiné pour répondre à tous les cas possibles, et, de plus, savoir
s'en servir.

Certes, il y a là matière à une longue étude, et cependant il s'improvise tous les jours de nouveaux embaumeurs, des médecins, des pharmaciens et aussi des gens qui ne connaissent ni la médecine, ni la pharmacie, et qui opèrent au hasard, avec un liquide quelconque et des instruments imparfaits qu'ils ne savent pas manier. Peu leur importe le résultat, pourvu que l'opération soit bien payée.

Souvent les médecins qui sont chargés de procéder à des embaumements, et qui ne veulent pas assumer seuls la responsabilité d'opérations qu'ils n'ont jamais ou rarement eu l'occasion de faire, se font assister de gens qu'ils croient embaumeurs, parce qu'ils l'ont vu écrit sur leurs enseignes. Dans ce cas, l'outillage est meilleur, mais l'inexpérience est la même, et mes confrères oublient qu'en agissant ainsi ils sont, vis-à-vis des familles, presque aussi engagés que s'ils avaient opéré eux-mêmes.

J'ai bien pensé, en écrivant cette notice, qu'elle fournirait des enseignements aux embaumeurs d'aventure : à ce point de vue elle aurait déjà son utilité ; mais je m'assure l'avantage que j'en veux retirer, en méritant l'estime et la confiance de mes confrères. Cette dernière considération me décide à la publier.

Dr GANNAL.

Imprimerie de E. Dépée, à Sceaux.